DE LA
MÉTRITE HÉMORRAGIQUE FONGUEUSE
CHEZ LA VIERGE

ET DE SON TRAITEMENT PAR LE CURETAGE

PAR

LE DR A. LATOUR

Ancien Externe des Hôpitaux.

LYON

A. REY, IMPRIMEUR DE LA FACULTÉ DE MÉDECINE
4, RUE GENTIL, 4

1896

DE LA

MÉTRITE HÉMORRAGIQUE FONGUEUSE

CHEZ LA VIERGE

ET DE SON TRAITEMENT PAR LE CURETAGE

DE LA

MÉTRITE HÉMORRAGIQUE FONGUEUSE

CHEZ LA VIERGE

ET DE SON TRAITEMENT PAR LE CURETAGE

PAR

LE Dᴿ A. LATOUR

Ancien Externe des Hôpitaux.

LYON

A. REY, IMPRIMEUR DE LA FACULTÉ DE MÉDECINE

4, RUE GENTIL, 4

1896

INTRODUCTION

L'apparition des premières règles chez la jeune fille est souvent le signal d'une inflammation de l'utérus, en raison de la congestion de cet organe où s'établit une nouvelle fonction physiologique.

Aussi la *métrite de la vierge* est-elle une affection relativement fréquente, dont Bennet en 1849 ne rapportait pas moins de 23 cas sur 300 affections utérines diverses qu'il avait observées au Western General Dispensary de Londres, soit une proportion de 7,66 pour 100.

Observée par Obre, Whitehead, Courty, Duparcque, Aran, Nonat, Gallard qui fit même sur ce sujet une leçon clinique spéciale, par Dalché encore, elle fit l'objet d'une étude d'ensemble remarquable dans la thèse parue en 1887 d'un élève du professeur Pozzi, le Dr Bouton.

Nous avons eu souvent recours au travail de Bouton, à la thèse récemment parue en 1895 de Villate de Peufeilhoux qui a étudié plus spécialement la métrite chez les nullipares.

Mais tous ces auteurs n'ont point signalé une forme de métrite spéciale sur laquelle M. le professeur agrégé Condamin a appelé notre attention, la *métrite hémorragique fongueuse*.

C'est cette métrite qu'il suffit de nommer pour définir que nous nous proposons d'étudier dans son ensemble clinique. Nous montrerons la nécessité absolue, chez la vierge comme chez la femme en pleine activité sexuelle, d'un traitement rationnel et méthodique, le *curetage*.

Que M. le Dr Condamin qui nous a aidé dans la rédaction de ce travail reçoive l'assurance de notre profonde gratitude.

Nous sommes heureux de l'honneur que nous a fait M. le professeur Laroyenne en voulant bien accepter la présidence de notre thèse et en mettant à notre disposition les observations recueillies dans son service et son érudition clinique.

Nous remercions vivement nos professeurs de la Faculté et des hôpitaux de Lyon de la bonté qu'ils nous ont montrée pendant le cours de nos études et de notre externat.

Nous remercions aussi nos maîtres des hôpitaux de Saint-Étienne où nous avons fait un trop court séjour,

particuliérement M. le Dr Blanc, chirurgien de l'Hôtel-
Dieu, qui a bien voulu nous communiquer ses observations
personnelles avec un empressement qui nous a profondé-
ment touché.

Nous devons encore exprimer notre reconnaissance à
M. le Dr Fabre, chirurgien de l'Hôtel-Dieu du Puy, auprès
de qui nous avons toujours trouvé l'accueil le plus sympa-
thique pour nous et les nôtres.

Nous sommes fier d'être l'élève de ce trop modeste
praticien qui durant nos séjours au Puy nous donna d'ex-
cellentes leçons en nous admettant à sa clinique double-
ment hospitalière.

DE LA
MÉTRITE HÉMORRAGIQUE FONGUEUSE
CHEZ LA VIERGE
ET DE SON TRAITEMENT PAR LE CURETAGE

CHAPITRE PREMIER

Anatomie pathologique et étiologie.

Comme nous l'avons dit en faisant l'historique de la métrite virginale dans notre introduction, c'est surtout la présence de fongosités qui caractérise la forme spéciale de métrite que nous voulons étudier.

Ces fongosités ne diffèrent en rien de celles que l'on rencontre dans les métrites granuleuses de la femme en pleine activité génitale. Aussi, nous les décrirons brièvement au point de vue anatomo-pathologique : Le corps de l'utérus est surtout malade, le col est relativement sain.

La muqueuse n'a plus la surface lisse et la raideur spéciale qu'elle présente à l'état normal. Elle apparaît boursouflée, vileuse, d'une teinte uniformément gris blanchâtre.

Les végétations de cette forme spéciale sont peu volumineuses, tantôt mollasses, tantôt dures, résistantes et crissant au contact de la curette.

La congestion vasculaire de tout le tissu utérin est intense.

Au microscope, on peut reconnaître des végétations *glandulaires*, formées par les glandes dilatées et hypertrophiées avec conservation de leur épithélium, des végétations *embryonnaires*, constituées par du tissu embryonnaire avec de rares vaisseaux, et des végétations *vasculaires*, composées de vaisseaux souvent extrêmement dilatés.

De même au point de vue étiologique, la métrite virginale reconnaît à peu près les mêmes causes que la métrite ordinaire.

Bien que la porte soit moins largement ouverte à l'infection microbienne, puisqu'il n'y a ni rapprochements sexuels, ni accouchements, ni avortements et, sans vouloir invoquer le microbisme latent (Verneuil), l'auto-infection de Winter, qui admet dans l'utérus normal la présence de germes pathogènes, il est probable que l'invasion microbienne joue le plus grand rôle dans le développement de cette métrite :

« C'est à une origine microbienne, dit Schröder, qu'il convient d'attribuer les métrites chroniques que l'on rencontre chez les nullipares qui n'ont jamais été atteintes de blennorragie et même chez *les jeunes filles encore vierges.*

« Des agents phlogogènes peuvent même, dans ces conditions, pénétrer dans la cavité utérine, et il n'est pas douteux pour moi que cette pénétration ne soit souvent le résultat de manœuvres de masturbation. »

« L'utérus est capricieux comme les femmes », dit d'autre

part le professeur Pajot. Pourquoi l'est-il? Les théories microbiennes en donnent la raison.

L'établissement de la menstruation dans un organe mal préparé à ses nouvelles fonctions physiologiques ne favorise-t-il pas aussi l'infection par les germes?

C'est là la véritable cause occasionnelle, et toutes les observations que nous avons publiées nous font voir que cette affection date toujours de l'apparition des premières règles, au plus tard de la troisième époque menstruelle. Mais il est d'autres causes secondaires qu'il nous faut signaler : les traumatismes dont nous publions un cas et, dans le même ordre d'idées, les exercices physiques, tels que l'équitation auxquels Bouton joint l'usage de la machine à coudre, nous pouvons ajouter l'usage de la bicyclette. La chloro-anémie a été souvent incriminée, mais dans toutes nos observations, elle est postérieure et non primitive à l'affection.

-. Toutefois dans deux de nos observations, les malades présentaient des antécédents scrofuleux (ophtalmie, engorgement ganglionnaire).

Ce qui semblerait donner raison aux théories de Martineau sur la métrite *constitutionnelle*.

- Notons encore que nos malades étaient souvent chétives et paraissaient au-dessous de leur âge.

quelles nous insisterons dans le chapitre réservé au traitement, peut ramener parfois des débris de fongosités qui
mettront sur la voie du diagnostic. Avec le toucher intra-
utérin (thèse de Denis), l'on ne pourra plus conserver le
doute sur la nature de l'affection.

D'autre part, le diagnostic sera confirmé lorsque tout
traitement médical sera resté impuissant, et si l'on inter-
vient à temps, le pronostic va s'assombrir. La chloro-anémie, les pertes incessantes épuisent la malade dont de
moral est vivement frappé.

Elle ne peut plus ni parler, ni bouger sans tomber en
syncopes qui augmentent de fréquence jusqu'à ce qu'une
syncope plus grave vienne emporter la malade.

En résumé, dit M. Laroyenne : « d'après mes observations, le diagnostic de métrite granuleuse est suffisamment
établi par la persistance des métrorragies et des ménor-
ragies, sans coexistence d'une pseudo-métrite annexielle
qui serait capable, à elle seule, d'expliquer la perte san-
guine. »

CHAPITRE III

Traitement médical.

Le traitement médical a bien son importance dans l'affection que nous étudions, et, s'il est toujours insuffisant, il aide et favorise puissamment les bons résultats de l'intervention chirurgicale.

L'état général de la malade, en effet, doit être maintenu satisfaisant.

L'alimentation sera surveillée, les toniques fer et quinquina associés aux purgatifs légers réveilleront la nutrition générale et combattront avantageusement la chloro-anémie souvent si tenace.

Il faudra éviter à la malade toute fatigue physique et toute cause de chagrin.

L'hydrothérapie, les douches et les massages de la paroi abdominale ont donné des résultats inespérés. Le séjour aux eaux thermales ou aux bains de mer sera très utile à nos malades, mais il conviendra de choisir judicieusement parmi les eaux thermales. Aux anémiées on prescrira les eaux ferrugineuses et arsenicales, aux dyspeptiques les eaux alcalines ou légèrement purgatives. Pour les névropathiques on devra surtout s'attacher à ce que les eaux thermales jaillissent dans un site agréable, à une situation peu élevée et où elles pourront facilement se distraire.

Localement, la douleur sera soulagée par le port d'une ceinture abdominale : les révulsifs appliqués sur l'abdomen sont sans grand effet. La région génitale sera toujours d'une propreté minutieuse.

Dans les formes hémorragiques graves on ordonnera le repos absolu, des injections ou douches vaginales chaudes, le tamponnement.

Les injections au perchlorure de fer ne donnent pas de bons résultats et ont l'inconvénient d'être souvent septiques.

Certains médicaments paraissant avoir une action élective pourront être utilisés :

L'ergot de seigle ou ergotine souvent infidèles, la digitale préconisée par Gallard ; l'extrait fluide d'hydrastis canadensis expérimenté avec quelque succès par Pozzi.

Enfin, comme le conseille Villate de Peufeillhoux, l'électro-thérapie appliquée *in loco dolenti* produira une amélioration sensible.

Nous avons fait un court exposé de toutes les médications employées pour le traitement de cette affection. Mais la liste en est encore plus longue, et il en est ainsi toutes les fois que le médecin n'a pas à sa disposition un traitement pouvant amener une guérison durable.

Aussi Scanzoni, qui ne connaissait point le curetage,

affirmait n'avoir jamais vu guérir un seul cas de métrite chronique, maladie si longue et si rebelle à nos traitements, et Gallard pensait qu'on pouvait, à la rigueur, considérer les malades comme guéries quand elles voyaient disparaître l'hémorragie et les douleurs, bien que leur utérus eût encore une aptitude toute particulière à se laisser envahir de nouveau par l'inflammation.

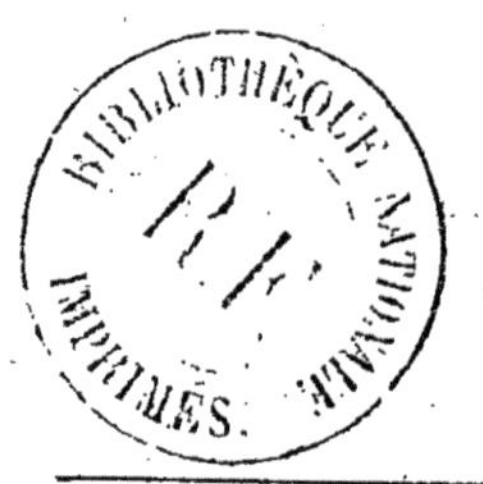

CHAPITRE IV

Traitement chirurgical.

Nous croyons avoir suffisamment montré dans le précédent chapitre l'insuffisance d'une médication non inter-- ventionniste et d'ailleurs on comprend difficilement que des fongosités puissent rétrocéder et disparaître sous cette seule influence.

D'autre part, le pronostic de l'affection chez la vierge est souvent grave comme nous l'avons montré.

Tous les médecins sont à peu près d'accord pour reconnaître les bons effets du curetage dans la métrite hémorragique fongueuse vulgaire, et l'on ne discute plus aujourd'hui la nécessité de cette intervention.

Elle s'impose également chez la vierge avec quelques indications spéciales sur lesquelles nous insisterons particulièrement.

Remarquons d'abord que le médecin a souvent beaucoup de difficulté à faire comprendre aux parents la nécessité de l'intervention et à vaincre leurs scrupules. Dans une observation que nous a communiquée M. le Dr Blanc, les parents préférèrent laisser succomber leur enfant.

Villatte voudrait que dans ce cas le médecin donne à la famille un certificat de virginité.

Mais il est pourtant possible de conserver à peu près intactes les apparences de virginité de la malade, *demi-vierge* physique en quelque sorte.

Pour cela, le toucher devra être fait d'une manière spéciale.

La malade est placée debout, les cuisses rapprochées pour éviter la tension de l'hymen, les mains reposent sur le dossier d'une chaise.

Les précautions antiseptiques de rigueur sont observées.

Le médecin doit aller directement avec le doigt enduit de vaseline boriquée et en suivant du dos de la main la face interne des cuisses jusque sur la fourchette.

L'hymen offre une certaine résistance que l'on ne tarde pas à vaincre avec une légère pression et le doigt peut alors pénétrer dans le vagin jusqu'à la rencontre de l'utérus.

Villate insiste sur ce point que le médecin ne doit pas hésiter et, par des tâtonnements ridicules, éveiller la susceptibilité génitale de la malade, ce qui pourrait lui donner des habitudes de masturbation.

Scanzoni, dans le même ordre d'idées, proposait le toucher rectal.

Il nous semble que l'examen suivant la *méthode anglaise*, la malade étant en décubitus latéro-abdominal est encore celui qui conviendrait le mieux.

Le curetage ne pourra se faire sans anesthésier la malade. La dilatation sera lente et graduelle et on devra s'arrêter lorsqu'elle sera suffisante pour laisser passer la petite curette de Sims.

M. le professeur Laroyenne emploie les bougies d'Hegar n° 21 ou 24. Une fois il est allé jusqu'au n° 33.

Après l'abrasion on touchera la cavité utérine avec un coton imbibé d'une solution de chlorure de zinc et eau en parties égales.

En résumé, ce curetage diffère peu de celui pratiqué pour les métrites de la femme en pleine activité sexuelle. Les résultats en sont également favorables.

Le curetage, dit le professeur Laroyenne, guérit ces malades qui, si elles n'ont pas été traitées comme elles le méritent, traînent une vie languissante.

Les métrorragies cessent et les règles sont normales (observation d'une malade suivie pendant six ans) et la femme conserve l'intégrité de ses fonctions génitales.

OBSERVATIONS

OBSERVATION I, de H. Obre [1].

Métrite interne hémorragique.

Jeune fille de quatorze ans et trois mois, chez qui l'évolution de la puberté se manifesta par des hémorragies non interrompues, et qui résistèrent à tout traitement.

La mort survint sans qu'on ait pratiqué l'examen de la malade.

A l'autopsie, on trouve un ramollissement remarquable de la muqueuse utérine, détachée en plusieurs points de la tunique musculaire. Tissu pâle, cédant au contact du dos du scalpel. Nombreuses ecchymoses en plusieurs points. Pas d'érosions vasculaires, ni de dilacérations.

[1] *Gazette médicale de Paris*, 1858.

OBSERVATION II, de Whitehead [1].

Jeune fille de dix-sept ans. Tempérament lymphatique. Très irritable.

Réglée à treize ans, régulièrement pendant quatre jours. A la suite d'une chute dans la rue, ébranlement moral. Apparition des règles dix ou douze jours après, précédées de langueur extrême, de frissons, de réaction fébrile.

Les pertes dégénèrent en hémorragies avec issue de caillots sanguins ; au bout de cinq jours les pertes s'arrêtent d'elles-mêmes.

Affaiblissement.

A l'époque suivante, menstrues abondantes pendant seize jours.

A l'époque suivante, hémorragie effrayante et mort par épuisement.

Autopsie : Utérus un peu plus volumineux qu'à l'état normal.

Lèvres et col de l'utérus sains.

La surface interne présente des ouvertures visibles à l'œil nu, plus nombreuses et plus larges au fond près des cornes et près de l'isthme du col.

[1] *London medical Gazette,* 1846.

OBSERVATION III de Dalché [1].

Jeune fille de quinze ans, chétive. A eu une enfance maladive. Réglée à treize ans normalement pendant trois mois.

A partir du quatrième mois, les règles deviennent plus rapprochées, plus abondantes, reviennent toutes les trois semaines ou tous les quinze jours.

Soignée en vain, elle entre dans le service de M. Gaillard à l'Hôtel-Dieu.

Au toucher, utérus volumineux, orifice dilaté, lèvre antérieure rugueuse, ulcérée, proéminente, pouvant en imposer pour un polype.

Au spéculum, l'ulcération se prolonge dans le canal cervical, le col est gros.

Badigeonnage au perchlorure de fer.

Irrigations froides. Pilules d'ergotine.

L'hémorragie continue. Nouveaux badigeonnages et digitale.

Injection intra-utérine de perchlorure de fer.

Les pertes ont cessé.

La malade a parfaitement guéri. Les règles sont régulières.

[1] *Gazette médicale de Paris*, 1885.

OBSERVATION IV (inédite).

(Communiquée par M. le Dr Blanc.)

*(Métrite hémorragique datant de dix-huit mois, hé-
morragies profuses ; mort imminente, curetage. Cessa-
tion des hémorragies pendant six mois. Récidive.
Deuxième intervention. Guérison définitive depuis six
mois.)*

Claudine P..., née aux Sorbiers, âgée de seize ans et
demi, en paraissant treize à quatorze.

Pas d'antécédents héréditaires ; antécédents scrofuleux
dans l'enfance (engorgement ganglionnaire, ophtalmie).

Les hémorragies ont débuté, il y a dix huit mois, à
l'âge de quinze ans, au moment de la deuxième époque
menstruelle.

La première époque avait été normale.

Pendant dix-huit mois, la malade a perdu presque
constamment, n'ayant guère que six à huit jours de répit
par mois. Depuis trois semaines l'hémorragie est plus
abondante que jamais ; au dire de la mère, on l'a crue
morte plus d'une fois.

Actuellement, le 3 janvier 1890, la malade est dans un
état lamentable : d'une pâleur cadavérique, elle n'a plus
la force ni de bouger, ni de parler. Le pouls est petit,
misérable. Le moindre déplacement provoque une syncope. Troubles de la vue. La malade distingue à peine les
objets et les personnes qui l'entourent.

La famille ne s'opposant point au curetage, intervention
immédiate sans anesthésie.

Pendant l'opération, la malade ne fit aucun mouvement et ne manifesta aucune sensation douloureuse.

La curette amena une quantité énorme de *fongosités blanchâtres*, plus dures, plus consistantes que les fongosités rencontrées ordinairement dans les métrites. Elles rappelaient les fongosités des endométrites hémorragiques de la ménopause d'apparence sarcomateuse.

Tamponnement de la cavité utérine à la gaze iodoformée.

L'hémorragie ne se reproduit plus et, quinze jours après, la malade peut se lever. Pendant six mois, elle put se considérer comme complètement guérie.

Les époques revenaient régulièrement tous les mois et ne duraient que cinq jours.

A la fin de juillet les hémorragies reparaissent ; la malade entre dans le service de M. Blanc.

Deuxième intervention. L'anesthésie permet un curetage beaucoup plus minutieux : *Fongosités* mollasses moins abondantes que la première fois. Ecouvillonnage à la solution de chlorure de zinc à 1/10. Mèche imbibée de même solution.

L'opérée quitte l'hôpital au bout de trois semaines.

Revue à plusieurs reprises et tout récemment encore, elle nous dit que ses époques reviennent tous les mois avançant ou retardant de quelques jours ; elles durent six jours en moyenne. Pas d'hémorragie dans la période intermenstruelle, pas de pertes blanches, pas de douleurs abdominales.

Claudine P... est toujours un peu maigre et chétive pour son âge.

En résumé, depuis la deuxième intervention, c'est-à-dire *depuis six ans* elle est complètement guérie.

OBSERVATION V (inédite).

(Communiquée par M. le Dr Blanc.)

Métrite hémorragique fongueuse. Curetage et guérison.

Anaïs G..., âgée de quinze ans, née à Saint-Etienne.

Salle Sainte-Germaine (Hôtel-Dieu de Saint-Etienne).

Pas d'antécédents héréditaires.

Signes de scrofule, ophtalmie, ganglions cervicaux engorgés.

Réglée depuis un an. Les premières règles sont normales comme durée et quantité. A la deuxième époque, pertes abondantes et continues jusqu'à ce jour (22 janvier 1895). La perte ne s'est arrêtée que quinze jours. Plus abondantes à l'époque des règles, elles s'accompagnent quelquefois de douleurs abdominales.

Anémie assez marquée. La malade est pâle, les muqueuses sont décolorées. Elle se plaint de vertige et d'oppression au moindre effort. Elle a été obligée de suspendre tout travail.

Ne paraît pas plus de dix ans.

Opérée le 23 janvier. L'utérus est mou, facilement dilatable et mesure 7 centimètres à l'hystéromètre. La curette ramène une quantité de *fongosités* blanchâtres dures et résistantes crissant sous l'instrument. Ecouvillonnage à la glycérine créosotée au tiers.

Au bout de quinze jours, la malade part complètement rétablie.

OBSERVATION VI (inédite).

(Communiquée par M. le Dʳ Blanc.)

Jeune fille de quinze ans, réglée depuis six mois.

Les pertes, continues dès la première apparition des régles, ont résisté à de nombreux traitements (Fer, ergot de seigle, hydrastis canadensis, injections chaudes, etc.).

Anémie profonde. Malade absolument exsangue. La famille ne permit pas même de faire un tamponnement de la cavité utérine à la gaze iodoformée sous le prétexte que toutes les manœuvres pourraient *faire tort* plus tard à la jeune fille.

La malade mourut huit jours après.

OBSERVATION VII (inédite).

(Communiquée par le Dʳ Blanc.)

Jeune fille de quatorze ans, bien développée et d'apparence robuste.

Régles normales jusqu'à la troisième époque menstruelle. Depuis hémorragies continues, moins abondantes dans la période intermenstruelle avec recrudescence marquée aux époques. Cet état dure depuis six mois.

La malade était peu anémiée. M. Blanc ne crut pas devoir différer l'intervention.

La curette ramène en quantité des *fongosités* gris blanchâtre, mollasses, peu résistantes.

Un an après, la malade se dit complètement rétablie. Les époques sont régulières et durent quatre à cinq jours.

OBSERVATION VIII (inédite).

(Communiquée par M. le professeur Laroyenne.)

Marguerite M..., salle Sainte-Marie (La Charité), âgée de quinze ans et demi.

Pas d'antécédents héréditaires ou personnels.

Aucun signe d'anémie ou de chlorose.

Réglée à quatorze ans, depuis un an et demi la menstruation est irrégulière.

Les règles durent deux ou trois jours peu abondantes et parfois manquent pendant deux ou trois mois, souvent douloureuses. Pas de pertes blanches.

En janvier 1896, sans cause apparente, peut-être à l'occasion du froid, la malade qui n'avait pas vu ses règles depuis deux mois, commence à perdre en petite quantité, ses pertes sont continues avec quelques moments de répit jusqu'au mois de mars où la malade entre à l'hospice.

Elle a perdu ses forces, a peu d'appétit. Les digestions sont lentes et pénibles.

L'état général est relativement bon. Pas de chloro-anémie.

Examiné le 14 mars, l'utérus est en position normale avec une légère antéflexion. L'hymen assez extensible permet la dilatation du col et l'introduction de la curette.

On ramène de nombreuses *fongosités*.

La malade est revue le 14 mars. Ses règles, normales, durent de deux à trois jours.

Ni hémorragies intermenstruelles ni douleurs. La malade a repris ses occupations.

OBSERVATION IX (inédite).

(Communiquée par M. le professeur Laroyenne.)

Marie M..., salle Sainte-Marie, âgée de seize ans et demi.

Pas d'antécédents morbides.

Réglée pour la première fois à treize ans, les règles n'apparaissent point pendant sept mois, puis recommencent mais irrégulières, comme époque et quantité. Pas de pertes pendant les mois de novembre et décembre. En janvier dernier, les règles trop abondantes ont été combattues avec succès par l'ergotine ; le 16 avril, nouvelle perte pendant huit jours. La malade attendait ses règles vers le 4 avril. Sang rose, peu abondant, pas de caillots, arrêt de huit jours. Vers la fin d'avril, les pertes reparaissent pour durer jusqu'à présent (10 mai 1896). L'hymen peu déchiré présente une intégrité relative. Au toucher, le col est un peu mou.

L'utérus mesure 7 cm. 1/2 à l'hystéromètre.

Légère antéflexion.

Dilatation avec les bougies de Hegar assez facile usqu'au numéro 33.

On ramène une assez grande quantité de *fongosités* grisâtres déchiquetées.

Le 20 mai, la malade sort guérie et n'a plus de métrorragie.

OBSERVATION X (inédite).

(Communiquée par M. le professeur Laroyenne.)

Marguerite M... (Sainte-Marie), âgée de seize ans.
Pas d'antécédents morbides.

Réglée à treize ans bien régulièrement, depuis jamais
de manque. Six fois environ depuis qu'elle est réglée est
apparue une hémorragie intermenstruelle. Depuis six
mois, elle n'a pas eu de métrorragie, mais des règles
abondantes durant huit jours.

La malade est très affaiblie. Teint jaune.

Pertes blanches assez abondantes. Les époques sont
douloureuses et la malade doit garder le lit. Le 5 juin
1896 on fait un curétage qui ramène des *fongosités* blanc
grisâtre. Depuis les hémorragies n'ont pas reparu.

CONCLUSIONS

I. Il existe une forme de métrite virginale non encore décrite, la métrite hémorragique fongueuse.

II. Elle est caractérisée par la présence de fongosités dans l'utérus vierge.

III. Ces fongosités se développent sous l'influence d'infections microbiennes et de causes secondaires : masturbation, traumatisme, exercices physiques violents, etc.

IV. Le tableau clinique de cette affection ne diffère de celui de la métrite hémorragique fongueuse de la femme en pleine activité sexuelle que par l'apparition caractéristique de cette affection à l'époque des premières menstrues.

V. Comme dans les métrites en général, le traitement médical (toniques, hydrothérapie, eaux thermales, injections chaudes, ergot, hydrastis, etc.) est un auxiliaire précieux, mais toujours infidèle.

VI. La dilatation du col n'est pas suffisante. Le seul traitement logique est le curetage suivi d'un écouvillonnage au chlorure de zinc.

VII. Par ce traitement, la guérison est définitive et la femme conserve l'intégrité de ses fonctions génitales.

BIBLIOGRAPHIE

Whitehead, London medical gazette, 1846.

Bennett, Traité pratique de l'inflammation de l'utérus, Londres 1849 et Paris 1850.

Obre, Gazette médicale des hôpitaux, Paris 1885.

Gallard, Leçons cliniques sur les maladies des femmes, Paris 1879.

Dalché, Gazette médicale de Paris, 1885.

Schröder, Maladies des organes génitaux de la femme, Bruxelles 1886.

Porrack, Nouvelles archives d'obstétrique et gynécologie, Paris 1887.

Bouton, De la métrite virginale (thèse de Paris 1887).

Poulet, Lyon médical, 1888.

S. Pozzi, Traité de gynécologie, Paris 1892.

Doléris, De l'endométrite et de son traitement (Nouvelles archives d'obstétrique et de gynécologie, Paris 1887).

Pichevin, Du traitement chirurgical de l'endométrite chronique (Gazette des Hôpitaux, Paris 1890).

Villate de Peufeillhoux, Étude sur la métrite chez les vierges et les nullipares (thèse de Paris, 1895).

Laroyenne, Lyon médical, juin 1896.

Denis, Du toucher intra-utérin (thèse de Lyon 1896).

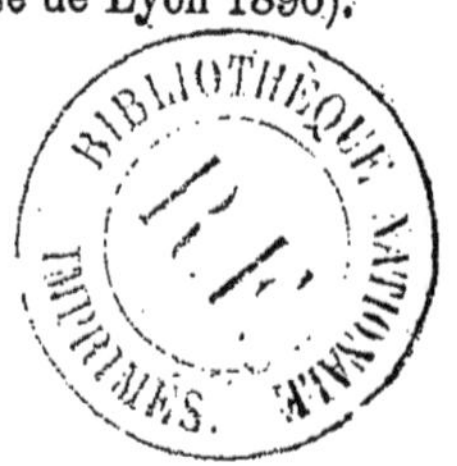

TABLE

Lyon. — Imp. Pitrat Ainé, A. Rey Succ., 4, rue Gentil. — 13568

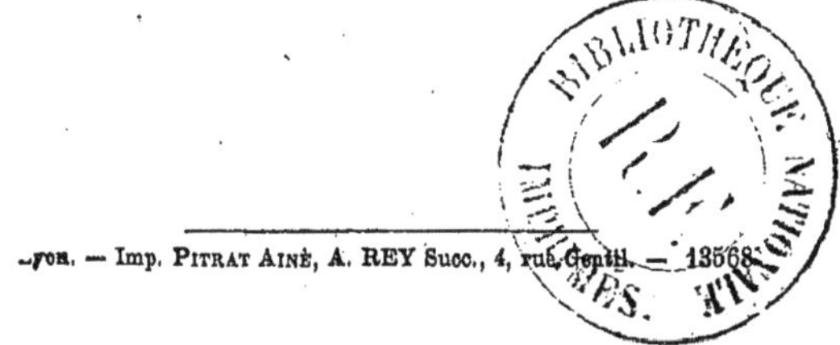